AF585840

DISCOURS

SUR LA

PROFESSION MÉDICALE,

prononcé, le 10 juillet 1856,

à la séance publique de la Société de médecine de Strasbourg et de l'Association de prévoyance des médecins du Bas-Rhin,

PAR

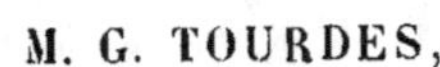

M. G. TOURDES,

PROFESSEUR À LA FACULTÉ DE MÉDECINE, PRÉSIDENT DE LA SOCIÉTÉ DE MÉDECINE DE STRASBOURG.

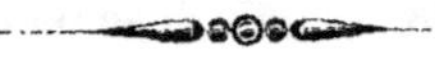

Messieurs,

La Société de médecine de Strasbourg est arrivée à la quatorzième année de son existence; elle réunit de nouveau dans une séance solennelle le corps médical de l'Alsace.

La génération qui a créé nos institutions médicales les voit grandir et se développer. L'association de prévoyance, fille aînée de la Société de médecine, compte déjà parmi ses membres la plupart des médecins du Bas-Rhin; elle va subir une transformation nouvelle, qui étendra son influence et doublera sa valeur; la Société de médecine de Strasbourg est devenue le centre naturel du mouvement scientifique de notre province.

La création de ces deux Sociétés, la reconstitution d'un corps médical, ont été difficiles en Alsace. La révolution de 1789, en assimilant pour la première fois cette province à la grande famille française, avait détruit toutes les institutions du passé et rompu tous les liens qui unissaient le personnel médical.

Ces institutions, il fallait les faire renaître; ces liens, il fallait les renouer, en laissant parmi les ruines les antiques abus.

Aux difficultés générales produites par la législation elle-même qui consacrait cet éparpillement, cette dissolution du corps médical, s'ajoutaient les obstacles locaux, les dissidences individuelles, provenant des différences d'origine, de langage, de tendances intellectuelles et d'éducation médicale.

Nous ne nous rappelons plus l'époque où ces causes diverses avaient créé parmi les médecins de Strasbourg des oppositions si tranchées, des séparations si absolues. Le temps a fait son œuvre, et les progrès de la science ont hâté ce travail de fusion. L'unité s'est produite, bien plus qu'on ne le pense, dans les doctrines et dans la pratique; l'union s'est établie dans les rapports professionnels. Permettez-moi de rappeler ici l'influence qu'a exercée sur le corps médical de notre cité la faculté de médecine de Strasbourg, digne émule en cela de l'antique université, sa devancière.

Vous trouverez peu de villes en France où la pratique médicale soit aussi sûre, aussi éclairée, aussi au niveau des progrès de la science; peu de villes où règne autant de dignité et de bienveillance dans les rapports professionnels, et où soit possible une séance solennelle comme celle à laquelle vous assistez aujourd'hui.

Cette réunion, Messieurs, a une signification plus sérieuse, plus générale qu'il ne le semble au premier abord; elle répond à une idée, à un besoin, qu'à toutes les époques et dans tous les lieux, nous retrouvons parmi les membres du corps médical.

Le médecin ne se résigne pas à vivre seul, séparé de ses confrères; il sent qu'il y a un lien entre lui et ceux qui poursuivent le même but. Cette espèce d'attraction, malgré tant de causes de dissidence, est générale, universelle, instinctive; à toutes les époques nous l'avons vue se produire et constituer, au moyen d'institutions diverses, l'unité de la profession médicale.

Depuis les familles illustres où se conservaient dans l'antiquité les traditions de la science, jusqu'aux corporations du moyen âge, disparues chez nous et qui couvrent encore le sol de l'Angleterre, un lien étroit a toujours réuni les médecins. Cette tendance à l'union se produit même aux époques les plus antipathiques aux idées de ce genre, et dans les pays où règne le principe de la liberté la plus absolue.

En France, à la fin du siècle dernier, on a brisé ces liens, et un jour même on a aboli la profession médicale, comme carrière distincte et légalement reconnue. Mais bientôt on dut revenir sur cette mesure bizarre qui nous faisait rétrograder jusqu'à l'enfance des sociétés; le législateur comprit que la médecine touchait à des intérêts trop précieux pour pouvoir être abandonnée au hasard et au caprice de la foule, et on releva les garanties qu'exigeait le soin de la santé publique : mais on ne rétablit pas le corps médical; on laissa isolés, sans lien, sans les rattacher à un centre commun, les hommes qui cultivaient la même science. Ils sont soumis au droit commun et, certes, aucun d'eux ne réclame la restauration d'antiques priviléges. L'égalité devant la loi est une des conquêtes les plus réelles et les plus précieuses de la génération qui nous a précédés, et les médecins seraient les derniers à réclamer, dans un intérêt de caste, une dérogation à ce principe protecteur.

Mais chaque profession a ses besoins et ses tendances; le principe de l'association, un instant répudié par le souvenir d'anciens abus, doit reprendre ses droits et sa puissance bienfaisante. Les membres dispersés du corps médical se cherchent et se réunissent; les points de contact se multiplient; l'unité tend à se rétablir sous une forme nouvelle.

Les sociétés savantes, les associations de prévoyance, voilà les formes nouvelles sous lesquelles cette union s'opère; elles doivent répondre aux tendances scientifiques et aux intérêts de la profession. Nous sommes entrés à Strasbourg résolument dans cette voie; nos deux associations se consolident et se développent par des efforts combinés; espérons qu'elles donneront de plus en plus une satisfaction légitime à nos deux ordres d'intérêts professionnels.

Ces essais de reconstitution du corps médical sont d'autant plus remarquables qu'ils sont spontanés et complétement en dehors de l'action de la législation générale.

C'est dans la nature même de la profession médicale qu'il faut chercher les motifs de cette unité à laquelle aujourd'hui vous venez rendre hommage.

La médecine est une profession libérale par excellence, et c'est en vain que, de nos jours, on a voulu nier ou profaner ce mot. Tout homme est estimable, quelque humble que soit sa mission, quand il la remplit avec conscience; mais il y a des carrières plus utiles, plus élevées, plus indépendantes les unes que les autres, qui touchent à des intérêts d'un ordre supérieur et qui supposent dans ceux qui les suivent, le développement nécessaire des plus hautes facultés de l'âme. Certes, la médecine est au premier rang parmi les professions de ce genre, et si je le rappelle, ce n'est point pour satisfaire un amour-propre stérile, c'est pour constater qu'elle impose de plus grands devoirs.

On nous a dit: la médecine est une industrie comme une autre; le médecin rend des services et il reçoit un salaire. Là comme ailleurs, le but, c'est la rémunération quotidienne, c'est le gain; que les profits soient aussi élevés que possible et vous obtiendrez, à ce prix et à proportion, l'estime du monde et le bien-être matériel.

Non, la conscience du médecin proteste contre cette assimilation; la médecine n'est pas une industrie, un négoce dirigés par l'idée du gain. La médecine est caractérisée par l'élévation de son but et par l'importance de ses moyens; son but, c'est d'assurer à l'homme le plus précieux de tous les biens, la santé du corps et celle de l'esprit; ses moyens, elle les trouve dans l'étude approfondie de l'homme et de la nature, et pour les mettre en œuvre, il faut le concours des plus nobles facultés de l'intelligence et des sentiments les plus élevés.

Il y a de ces carrières qui tiendront toujours une place à part dans la société par la grandeur de leur but, par l'abnégation et par les hautes qualités qu'elles supposent dans ceux qui les exercent. Quels sont ces hommes consacrés pour ainsi dire par l'opinion publique? C'est le prêtre, qui répond aux besoins de l'âme et qui rappelle à l'homme ses destinées immortelles; c'est le soldat, qui défend son pays, qui sacrifie sa vie avec insouciance, et qui, malgré l'espoir d'une philosophie humaine, sera toujours le type le plus pur du courage et de l'abnégation; c'est le magistrat, qui a reçu en dépôt le principe de la justice, ce lien des sociétés qui tombent en poussière quand il s'affaiblit; c'est le médecin, et au même titre, qui représente le soulagement des misères humaines, la charité avec le flambeau de la science, l'amour des hommes jusques sur les champs de bataille et le dévouement porté jusqu'au sacrifice de la vie.

Voilà des professions dans lesquelles il vaut mieux ne pas s'enrichir, et où l'estime publique s'attache surtout aux hommes qu'elle sait étrangers aux idées de lucre et qui suivent leur carrière avec un noble désintéressement. Pour entrer un instant dans le domaine de l'actualité, parcourez une de ces listes où se rencontrent des notabilités de tout ordre, patronant ces nombreuses entreprises que chaque jour voit éclore. Si vous trouviez sur ces listes le nom d'un prêtre, ce serait un scandale; la conscience publique ne permet pas au magistrat de s'y inscrire, et vous n'y lisez qu'avec regret le nom du médecin.

Les idées de négoce et de spéculation ne s'allient pas à la profession médicale. Cherchez dans vos souvenirs les noms les plus honorés, et vous y rattacherez toujours l'idée du désintéressement. L'alliance d'un beau talent et d'un beau caractère, c'est le type de l'homme vraiment grand et utile dans toutes les situations de la vie. Mais chaque profession a des traits particuliers qui déterminent le genre de perfection qui la concerne. On demande la sainteté au prêtre, le courage au soldat, au magistrat la probité incorruptible, l'amour de l'humanité et le désintéressement au médecin.

Si vous voulez entrer dans la voie qui conduit à la richesse, ne vous faites pas médecin. Il est bien petit le nombre de nos confrères qui arrivent à la fortune, et si l'on n'a en vue que le salaire, c'est une duperie de consacrer tant de labeurs et d'intelligence à une profession dont les bénéfices sont naturellement restreints.

Loin de moi la pensée de bannir des soucis légitimes et d'affecter un dédain insensé pour le soin des intérêts matériels. L'homme n'est pas une pure intelligence et les besoins du corps ont leur place naturelle dans les préoccupations de la vie. Le médecin doit s'assurer une position sociale convenable pour lui-même et pour les siens, il doit garantir l'avenir de sa famille. L'esprit de prévoyance et une sage économie domestique sont des vertus nécessaires et qui s'allient avec des sentiments généreux, mais ces sentiments s'altèrent et l'âme s'avilit quand elle se laisse absorber par l'idée du lucre et quand le culte des intérêts matériels devient l'unique but de la vie.

Permettez-moi de vous rappeler ici les paroles éloquentes d'un de nos collègues[1] :

« Il faut, dit-on, que le prêtre vive de l'autel ; oui, sans doute, mais à condition que le médecin vivra comme le prêtre, sans offenser le Dieu du temple. »

« Au point de vue des nécessités de la vie, la médecine est sans doute une industrie, mais elle est aussi une sublime vocation, une science quasi-divine, car elle se fait l'émule de la Providence par les bienfaits qu'elle répand

[1] Forget, *Les devoirs du médecin*, p. 4.

et qu'on attend d'elle sur la terre. Donc, la moralité de la médecine passe avant le lucre qu'elle doit produire, de même que l'esprit l'emporte sur la matière, de même que l'intérêt général doit l'emporter sur l'intérêt particulier. »

Il y a dans la profession médicale deux principes qui la purifient et qui l'élèvent : le principe de la charité et celui de la science.

Qu'elle est belle la profession dont le but unique est le soulagement des misères humaines! Répétons ces paroles antiques : *Homines ad deos nullà se propius accedunt quam salutem hominibus dando.* Voyez avec quelle anxiété le médecin est attendu par celui qui souffre, par la famille qui tremble sous le coup du malheur que peut-être vous allez conjurer! Quels grands devoirs impose la profession dans laquelle l'homme peut s'appliquer ces paroles de la Sagesse : *Qui me invenerit, inveniet vitam et hauriet salutem.* Qu'il se redise ces paroles, mais avec modestie, avec la conscience des difficultés de sa tâche et en remerciant la Providence de l'avoir placé dans une carrière où il est plus facile que dans toute autre d'être utile à ses semblables.

Il faut qu'on puisse dire du médecin : « L'intérêt ne ré-« trécit pas son cœur, l'égoïsme ne glaça pas son âme; il « fut bienfaisant par son caractère autant que par les « devoirs de son état[1]. »

Au jour où l'homme doit quitter cette enveloppe terrestre, s'il lui est donné de se recueillir un instant et de jeter un regard sur sa vie écoulée, heureux celui qui y

---

[1] *Eloge historique de* P. Coze, par J. Tourdes, p. 24. Strasbourg 1822.

trouve des sujets d'espoir et de consolation ! Triste privilége du médecin, plus souvent que les autres hommes, il a la conscience de cet instant suprême et il ressent dans toute leur amertume les douleurs de la séparation ; mais, par une compensation glorieuse et qu'il est digne de comprendre, il s'est préparé mieux qu'un autre à cette dernière lutte par une vie de travail et de dévouement, et il retrouve en ce moment solennel le souvenir d'une carrière utilement remplie, avec l'espérance du chrétien.

Si la profession médicale est une de celles qui se rapprochent le plus du but sublime de la charité, quel noble aliment ne fournit-elle pas aussi à l'intelligence. Le médecin étudie la science de l'homme et celle de la nature; il a dû parcourir tout le cercle des connaissances humaines, n'être étranger à aucune d'elles, puiser dans toutes ses moyens d'action. Les spécialités se dessinent; chacun suit sa direction et s'attache à telle ou telle partie de ce vaste ensemble; mais le médecin accomplit sa mission en développant toutes les facultés de son esprit; au milieu des soins les plus pénibles, il est soutenu par l'amour de la science; il a un intérêt puissant dans la vie, et quand le moment du repos est venu, il ne brise pas les liens qui l'unissaient à sa profession; il continue à suivre les progrès de l'esprit humain. Heureux ceux dont l'intelligence n'est pas absorbée par des occupations matérielles ou exclusives, et qui peuvent librement, tout en remplissant leurs devoirs, se retremper aux sources éternelles du beau et du vrai !

L'opinion publique, dans ses jugements instinctifs empreints souvent d'une vérité si frappante, est à la fois sévère et généreuse pour le médecin ; elle lui impose les plus grands devoirs et elle est impitoyable pour lui quand il y manque ; elle exige qu'il porte le dévouement jusqu'au sacrifice de la vie, et elle lui mesure avec parcimonie les distinctions et les avantages matériels. On accorde sans difficulté au médecin ce caractère de supériorité intellectuelle qui est une garantie même pour les malades, et on ne lui permet pas d'ignorer les choses les plus étrangères à son art. Une instruction solide et étendue, le culte des lettres et des sciences sont, aux yeux du monde, l'apanage nécessaire de la profession médicale. D'un autre côté, par une contradiction singulière, l'opinion se prononce contre le médecin qui abandonne son art pour s'occuper des affaires publiques ; elle le renvoie à ses malades et peut-être n'a-t-elle pas tort. La médecine privée, la médecine publique, dans leurs applications si nombreuses aux intérêts les plus graves des individus et de la société, ne sont elles pas un cercle assez vaste pour l'intelligence la plus active?

Dans tous les temps, dans tous les lieux, la médecine est sûre de l'estime qui est due à une profession nécessaire et qui suppose dans ceux qui l'exercent des sentiments généreux et une intelligence cultivée. *Honora medicum propter utilitatem; etenim illum creavit altissimus ; a deo est omnis medela. Disciplina medici exaltabit caput illius et in conspectu magnatorum collaudabitur.* Rappelons ces paroles du livre où nous trouvons nos titres de noblesse. (Eccles., ch. 38, § 1).

Que d'exemples, renouvelés de nos jours, montrent avec quels sentiments de bienveillance le médecin est accueilli, sur les rives les plus inhospitalières, malgré les hostilités nationales et les différences les plus tranchées de mœurs et de religion. On semble partout comprendre le caractère général, cosmopolite, humanitaire qu'imprime pour ainsi dire au médecin la profession qu'il exerce ; plus qu'un autre il a le droit de dire, *homo sum et nihil humani a me alienum puto.*

Dans la carrière médicale, la considération est tout individuelle, et comme elle est basée sur l'idée de l'utilité, le médecin est estimé en raison des services qu'il peut rendre dans telle ou telle partie de son art. Il faut qu'on lui reconnaisse les qualités intellectuelles et morales qui font le médecin digne de ce titre, pour qu'il ait droit à la considération qui s'attache à la profession elle-même. « La vraie dignité de la médecine ne peut rejaillir, ni s'arrêter sur ceux qui l'exercent que lorsqu'ils manifestent des talents supérieurs, un grand savoir, de bonnes mœurs et de la franchise, lorsqu'ils sont animés par cet esprit de candeur qui dédaigne toute sorte d'artifice, et cette liberté qui donne une nouvelle âme à la pensée[1]. »

Tels sont quelques-uns des traits qui caractérisent la profession médicale. Avec cette mission, dans cette sphère élevée de travaux et de devoirs, quelles sont les qualités que doit réunir le médecin? Ce grave sujet a été traité par nos confrères les plus illustres. Ils ont placé le but à une hauteur que la faiblesse humaine ne peut guères atteindre. A toutes les époques, des plumes éloquentes ont retracé ce type du véritable médecin, et chacun de nous le trouve gravé au fond de sa conscience, pour s'en rapprocher par de constants efforts.

Je m'arrête, Messieurs, c'est sur des lieux communs que j'ai attiré votre attention; mais honneur aux hommes parmi lesquels des pensées de cet ordre sont considérées comme des vérités banales! Il est bon, pendant les labeurs du jour, et au milieu des défaillances inévitables dans

---

[1] GREGORY, *Discours sur les devoirs et les qualités du médecin*, p. 342.

une carrière difficile, de relever la tête et de porter ses regards vers les hautes vérités qui soutiennent et qui consolent. Fils et petit-fils de médecin, j'accomplis un pieux devoir de reconnaissance, en rendant un hommage public à la profession médicale, dans cette séance solennelle que vos suffrages m'ont appelé à présider.

STRASBOURG, IMPRIMERIE DE G. SILBERMANN.

www.ingramcontent.com/pod-product-compliance
Lightning Source LLC
LaVergne TN
LVHW012024170826
845678LV00004BA/1639
9782329623207